LETTRE

SUR LE

CHOLÉRA-MORBUS.

PARIS, IMPRIMERIE DE COSSON,
rue Saint-Germain-des-Prés, n° 9.

LETTRE

SUR LE

CHOLÉRA-MORBUS,

ADRESSÉE A UN MÉDECIN DE PROVINCE

PAR P. JOLLY,

DOCTEUR EN MÉDECINE,
SECRÉTAIRE-RAPPORTEUR DE LA COMMISSION DE SALUBRITÉ ET DU
BUREAU DE SECOURS DU QUARTIER SAINT-MARTIN
(6ᵉ ARRONDISSEMENT).

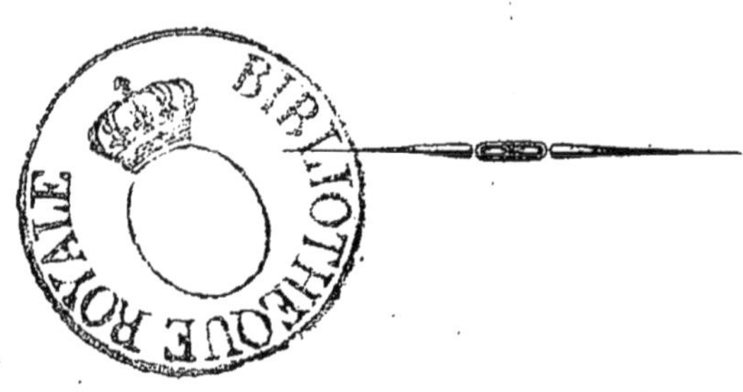

PARIS,

J.-B. BAILLIÈRE, LIBRAIRE,
RUE DE L'ÉCOLE-DE-MÉDECINE, N. 13 *bis.*
1832.

LETTRE

SUR LE

CHOLÉRA-MORBUS,

ADRESSÉE A UN MÉDECIN DE PROVINCE.

MON CHER CONFRÈRE,

Vous me demandez ce que je pense de l'épidémie qui désole en ce moment la capitale. Ma réponse sera courte, parce qu'il faudrait plus de temps que ne m'en laisse la pratique pour discuter à fond toutes les questions relatives à un tel sujet.

Vous le savez déjà, la maladie a fait irruption dans Paris avec une violence qui n'a presque pas d'exemples jusqu'à ce jour en Europe. Par conséquent les occasions de l'étudier dans son mode de propagation, ses principaux caractères, ses nuances, ses degrés, son traitement, n'ont dû manquer à personne : médecins et élèves, chacun

a pu, dans ce malheur commun, payer à l'huma-
nité un large tribut de secours et de consolations.

Il m'est donc facile de vous faire connaître, dès
aujourd'hui, le résultat de mon observation sur
un sujet si digne d'occuper en ce moment les médi-
tations du médecin; me réservant toutefois de donner ultérieurement, et lorsque le temps me le per-
mettra, quelques développemens à cette lettre.

Dès le commencement de février, on avait bien
cité quelques cas douteux de choléra observés
dans plusieurs quartiers de Paris, et qui laissaient
toute la capitale dans l'appréhension de ce fléau;
mais le 26 mars il ne fut plus possible de douter
de son invasion. Plusieurs faits bien constatés dé-
truisirent toute incertitude à cet égard, et vous
savez avec quelle rapidité et quelle fureur il a,
depuis, exercé ses ravages. Ce jour-là, le ciel était
pur, le froid assez vif et l'atmosphère offrant en
apparence toutes les conditions d'une parfaite
salubrité; seulement comme il régnait un vent de
nord assez piquant, on crut que la maladie nous
avait été apportée d'Angleterre par cette voie.
Mais vous sentez combien une telle opinion dut
paraître invraisemblable au plus grand nombre;
car si le choléra pouvait suivre la direction des
vents, à coup sûr il aurait mis moins de temps à
parcourir l'Europe et à arriver en France, puis-
qu'il est constant que les vents franchissent le

monde entier dans l'espace de quelques heures. Loin de là, nous l'avons toujours vu se soustraire, pour ainsi dire, à toutes les puissances météorologiques, se montrer dans toutes les saisons, dans tous les climats, sous toutes les températures, et déconcerter à Paris comme ailleurs tous les calculs géométriques, barométriques, thermométriques et autres.

On vous a parlé d'animalcules, de germes capables de se développer dans l'organisme sous certaines prédispositions locales et individuelles; mais, par la même raison, les vents et les révolutions diurnes auraient dû également opérer partout le transport de ces animalcules et de ces germes, que personne d'ailleurs n'a encore vus et dont l'existence est pour le moins douteuse.

Vous savez aussi que les physiciens ont pris leur part de recherches dans cette question. Les uns ont fait de nouveaux efforts pour trouver dans les vapeurs terrestres, dans la composition actuelle de l'air, quelque principe morbifique; mais, comme il était facile de le prévoir, d'après l'imperfection de nos moyens eudiométriques ou d'après la divisibilité infinie de la matière épidémique, toutes les tentatives faites à cet égard ont été sans résultat.

D'autres ont cru pouvoir rapporter la cause du choléra à l'état électrique de l'atmosphère; et il est vrai de dire que plusieurs faits semblent prêter quelque appui à cette opinion, notamment la rapidité de l'invasion, qui est celle de la foudre, ses effets immédiats, qui tiennent d'une sorte de sidération. Je sais même des personnes qui sont dans la ferme persuasion que les paratonnerres sont le seul préservatif, et l'acupuncture le seul remède contre la maladie. J'en connais aussi qui, de la meilleure foi du monde, soutiennent que le plus sûr moyen de faire cesser le mal serait d'ébranler l'atmosphère par la détonation du canon. Tout cela peut être vrai, mais n'a pas encore reçu la sanction de l'expérience, en sorte que nous ignorons toujours la nature du principe et le mode de propagation de l'épidémie.

Mais un fait qu'il est impossible de mettre en doute, et qui intéresse au plus haut degré l'étiologie du choléra ainsi que l'hygiène publique, c'est que la maladie se transmet avec une inconcevable facilité aux personnes qui respirent le même air ou qui vivent dans la même habitation. Nous avons vu des familles entières dont tous les membres ont été atteints simultanément ou successivement de l'épidémie; et s'il y a eu beaucoup de maisons qui en aient été exemptes, il y en a bien peu dans lesquelles on n'ait observé qu'un seul malade. Il est encore certain que la plupart des maisons que l'on a pu soustraire aux influences du dehors, ont été préservées de l'épidémie ; telles sont en général les colléges, les pensions, les communautés, etc. Ce qui n'est pas dire pour cela que la maladie soit contagieuse ou transmissible par voie de contact, mais ce qui prouve qu'elle peut se concentrer ou se diviser, se circonscrire en foyers isolés ou s'étendre de maison en maison, indépendamment des individus ou des objets contaminés, et par le seul fait du mouvement de l'air ambiant. Les médecins, les garde-malades, les personnes appelées par état, par devoir ou par affection à donner des soins directs aux malades, à les toucher, à respirer leur haleine, leurs excrétions, n'ont pas été plus affectées de l'épidémie que celles qui occupaient des étages supérieurs, et qui n'avaient aucun rapport avec les cholériques. En un mot, la sphère d'action de l'épidémie a toujours été dans l'air ou dans les modificateurs externes ; jamais dans les personnes. Ainsi donc, n'en doutez pas, *le choléra n'est pas contagieux.*

L'épidémie n'a excepté que très-peu de quartiers de la capitale. Elle s'est montrée dans les rues les mieux aérées et a su pénétrer dans la demeure du riche comme dans celle du pauvre; mais il n'est pas moins vrai qu'elle a sévi avec plus de violence dans les quartiers, les rues et les habitations les plus insalubres. De même elle a affecté une préférence marquée pour les classes malheureuses, pour les individus mal nourris, mal logés, mal vêtus, etc.

L'entassement de la population a surtout influé d'une manière remarquable sur sa propagation et sur ses effets funestes. Partout où nous avions signalé à l'administration cette cause d'insalubrité, nous avons vu nos prévisions se réaliser, le choléra frapper à coups redoublés, et la mortalité se charger elle-même d'éliminer la population surabondante. Nous avons vu de même toutes les causes d'infections locales ou inhérentes à certains quartiers, favoriser de la manière la plus sensible la propagation de l'épidémie et accroître le nombre de ses victimes.

Il est également certain que le choléra trouve des causes de développement et des conditions d'aptitude individuelle chez les personnes qui abusent des liqueurs alcooliques, chez celles qui sont affaiblies par des maladies antécédentes, la fatigue, une alimentation vicieuse, etc. Mais je me demande toujours s'il est bien vrai que la peur soit une cause si puissante de choléra ? J'ai vu beaucoup de personnes, inaccessibles à la peur, qui ont été foudroyées par la maladie ; j'en ai vu d'autres qui étaient, jour et nuit, dans l'appréhension la plus pénible, au point d'en être malades, et qui n'ont jamais éprouvé aucune atteinte de choléra. Je crois aussi que l'on a attaché beaucoup trop d'importance au choix des alimens, à certaines règles absolues de régime, et surtout à l'usage exclusif des viandes faites et des boissons stimulantes. Nous avons vu beaucoup de maladies inflammatoires, beaucoup d'irritations gastro-intestinales dues évidemment à une alimentation surexcitante plutôt qu'à l'épidémie.

Nous avons vu des irritations de poitrine et beaucoup d'accidens nerveux produits par l'abus des chlorures et autres désinfectans, et nous n'avons jamais remarqué que ces moyens eussent eu la moindre efficacité contre le principe même de l'épidémie. Ainsi que je vous l'ai dit, et malgré les préférences qu'elle a affectées d'abord pour certaines classes et certaines individualités, on peut dire qu'elle n'a réellement excepté aucune condition de la société , aucun âge, aucun sexe, aucune profession : la gestation, la parturition, la lactation n'ont pas trouvé grâce devant elle ; elle a également trouvé des victimes parmi les personnes qui se croyaient à l'abri de ses attaques, dans les passages éclairés par le gaz , dans les ateliers de la manufacture de tabac, dans les fabriques d'eau de javelle, chez les individus qui se croyaient invulnérables par l'effet d'exutoires, de plaies en suppuration, de traitémens mercuriels, etc. Partout de nombreux exemples sont venus déposer contre les assertions contraires.

Vous comprenez facilement que toutes les causes que l'on a cru pouvoir assigner au choléra, réunies ou prises isolément, ne peuvent avoir que des effets relatifs et subordonnés à la cause générale qui domine les faits étiologiques connus dans la production de l'épidémie; car il est bien constant que ce n'est pas d'aujourd'hui qu'il y a des maisons encombrées par la population, ni des habitations infectées par l'odeur des latrines, des plombs, des gargouilles, etc.; comme ce n'est pas d'aujourd'hui qu'il existe des malheureux mal nourris, mal vêtus, non plus que des ivrognes et des peureux, si tant est que la peur puisse être comptée au nombre des causes principales du choléra. Du reste, les aptitudes individuelles sont un fait commun à toutes les épidémies, à la variole, à la rougeole, à la fièvre jaune, à la peste même, qui n'exercent jamais leur influence au même degré sur des populations entières, et qui exigent des prédispositions locales et individuelles le plus souvent inappréciables; car je suis persuadé que nous prenons souvent pour des rapports de causalité et d'effet morbide ce qui peut n'être que faits fortuits ou de pure coïncidence.

Quant à la *nature de la maladie*, elle n'a réellement pas d'analogue dans les diverses espèces connues dans nos cadres nosologiques, non plus que dans les relations d'épidémie de choléra observées jusqu'à ce jour en France et à l'étranger. Je ne sais

même s'il faut en accuser les historiens ou si
la maladie que nous avons sous les yeux a subi
quelque métamorphose avant d'arriver à Paris, mais
nous ne lui avons pas toujours trouvé des caractères exactement conformes aux descriptions qui
nous en étaient parvenues, en sorte qu'il nous a fallu
souvent modifier nos opinions et nos traitemens.
Seulement on ne peut nier qu'elle ne présente quelque trait de ressemblance avec certaines fièvres ré-
mittentes, décrites par Torti, sous les titres de fièvres
syncopale, algide, cardialgique, cholérique, etc.,
que j'ai cru pouvoir rapporter aux névralgies
ganglionnaires ou *gastro-intéralgies* fébriles intermittentes (Voy. *Mémoires sur les névralgies
ganglionnaires ou fièvres intermittentes*, Nouv.
Bibl. méd., année 1825); du moins elle semble
de même affecter de préférence les adultes, un
peu moins les vieillards, les femmes et les enfans,
et moins encore les sujets gras ou qui sont doués
d'une constitution dite lymphatique. Comme elles
aussi, le choléra a évidemment des périodes de
froid, de réaction, de chaleur et de sueur, de rémission et d'exacerbation, qui se succèdent dans
le même ordre, et affectent les mêmes formes que
les espèces dites *comateuse*, *dyspnéique*, etc.
Comme elles, enfin, il se manifeste le plus ordi-
nairement le matin ou après minuit, et s'il nous
était permis d'invoquer le précepte *naturam mor-*

borum ostendit cura, peut-être trouverions-nous autant de preuves favorables à cette opinion dans l'emploi des fébrifuges que dans celui de toute autre médication. Enfin je dois aussi vous ajouter qu'ici, comme en Prusse, en Autriche, en Pologne, etc., nous avons observé beaucoup de fièvres intermittentes, avant et pendant l'épidémie; déjà la même observation a été faite dans plusieurs contrées de la France (dans les départemens du nord), ce qui semble prouver du moins que s'il n'y a pas similitude d'affection entre le choléra et les fièvres dites pernicieuses, il y a peut-être quelque analogie dans les causes de l'un et de l'autre.

Mais, je vous le répète, le choléra a des caractères propres, qui le distinguent de toutes les maladies connues jusqu'à ce jour; son invasion est quelquefois brusque et foudroyante, sans symptômes précurseurs; mais dans le plus grand nombre des cas, elle est précédée de désordres plus ou moins graves des fonctions digestives, telles que diarrhée blanche, borborygmes, coliques légères, accompagnées de malaise général, d'incertitude dans la marche et l'exercice des sens (*cholérine*).

Abandonnés à eux - mêmes, ces symptômes finissent presque constamment par dégénérer en vrai choléra, et dans ce cas, tout l'organisme subit en peu d'heures une sorte de transformation cadavérique (*état algide, cyanosique*). Tout le corps se refroidit, tous les tégumens deviennent livides, bleuâtres, surtout ceux des extrémités ; les yeux perdent leur éclat, s'enfoncent, s'excavent, et sont entourés d'un cercle bleuâtre ; la conjonctive est plus ou moins injectée ; le nez, les pommettes, les lèvres, les oreilles offrent principalement cette lividité qui donne à la face l'aspect cadavérique. Il y a en même temps des crampes dans tous les membres, hoquet, suppression totale des urines, extinction de la voix, bourdonnemens d'oreilles et hallucination des sens, affaiblissement du pouls, qui devient le plus souvent insensible ; les inspirations sont rares, accompagnées d'angoisses, d'un sentiment de suffocation, de menaces de syncopes ; la langue est mollasse, livide, froide ; les évacuations par haut par bas se succèdent presque sans interruption, ont la couleur et la consistance de l'eau de riz plus ou moins chargée, s'accompagnent d'une soif inextinguible.

Il faut pourtant que vous sachiez que ce ne sont pas, comme on l'a dit, les évacuations alvines qui déterminent cet amaigrissement rapide, cette sorte de cadavérisation, et qui constituent le caractère essentiel de la maladie, car alors même qu'elles sont peu abondantes, ou même nulles, le choléra n'en présente pas moins les traits que nous avons signalés, et le malade ne court pas moins de danger; par conséquent l'on ne peut pas dire, avec certaines personnes qui ont écrit sur le choléra sans l'avoir vu, que ce sont les évacuations qui épuisent la vie, comme on ne peut pas dire que c'est la douleur qui tue le malade; car, à part les crampes qui ne sont jamais de longue durée et qu'il est facile de calmer, il y a généralement peu de douleur, à moins qu'on ne désigne par cette expression l'état d'angoisse et d'anxiété, de découragement et de désespoir qui a lieu presque constamment à une certaine époque de la maladie.

Le choléra le mieux caractérisé peut se présenter avec des degrés différens; dans beaucoup de cas, la maladie débute par la période algide, asphyxique, et simule en quelque sorte un état d'agonie qui est promptement suivi de la mort, c'est-à-dire après quelques heures d'invasion. Mais très-souvent l'on parvient par une médecine active, et surtout chez les sujets encore jeunes et bien constitués, à provoquer la chaleur et la transpiration, et c'est là ce qui caractérise la deuxième période, ou la période de réaction. Ici commence un autre ordre de phénomènes dans lequel l'organisme subit de nouvelles lois pathologiques, où les indications thérapeutiques changent et peuvent varier plus ou moins suivant une foule de circonstances; c'est le moment des congestions et quelquefois des fluxions pulmonaires, gastro-intestinales, cérébrales, etc. Le pouls est alors plus ou moins fort et développé, la face colorée, les yeux brillans, la langue sèche et rouge, la peau couverte de sueur, les sens plus ou moins exaltés. Toutes le sécrétions reçoivent de nouvelles altérations : ainsi les déjections alvines, de fréquentes et aqueuses qu'elles étaient, deviennent rares, quelquefois nulles ; elles prennent une teinte bilieuse plus ou moins prononcée, s'accompagnent souvent de ténesme, de chaleur au pourtour de l'anus, d'un sentiment de tuméfaction de l'extrémité inférieure du rectum, en un mot de tous les symptômes d'une entérite consécutive. Dans d'autres cas, c'est l'estomac lui-même qui est le siége principal de nouveaux désordres, tels que sensibilité plus ou moins vive, avec battemens artériels à l'épigastre, sentiment d'anxiété, nausées fréquentes, vomissemens de matières bilieuses, jaunes ou verdâtres, hoquet plus ou moins opiniâtre.

Lorsque le poumon devient un centre de congestion ou de fluxion, il est également facile de le reconnaître aux symptômes généraux qui en sont l'effet constant et nécessaire, ainsi qu'à l'aide de l'auscultation et de la percussion. Très-souvent aussi c'est le cerveau qui est l'organe vers lequel retentit plus ou moins la période de réaction, et alors on observe du délire, de la loquacité, de la somnolence, des soubresauts dans les tendons, des symptômes typhoïdes, etc.; mais vous vous garderez bien alors de confondre l'état purement congestif avec l'état inflammatoire proprement dit. Et dans le cas d'inflammation bien constatée, vous retrouverez encore le système nerveux participant à tous les désordres fonctionnels, les soumettant à sa puissante influence; en un mot, l'état spasmodique dominant constamment l'état phlegmasique. Par conséquent vous n'imiterez pas ceux qui ne connaissant d'autre élément de vie, de santé et de maladie que le fluide sanguin, ne connaissent de remèdes que les émissions sanguines. Ne les proscrivez pas du traitement de la période de réaction comme pour celui de la période algide; mais rappelez-vous bien de n'en user qu'avec mesure, et d'après votre jugement actuel, plutôt que d'après des idées préconçues.

Vous me demandez maintenant quelle est la cause organique, la modification physiologique ou vitale qui donne lieu à ce concours de phénomènes si insolites et si graves, soit qu'on les observe dans la première ou dans la deuxième période. Il faut bien l'avouer, la question reste enveloppée d'une obscurité profonde, du moins pour ceux qui s'arrêtent franchement devant les difficultés, au lieu de les franchir avant de les avoir mesurées. Les uns vous diront avec une assurance qui tient du vertige, que c'est une inflammation, une véritable gastro-entérite, et, pour vous convaincre, ils vous parleront de leurs succès, et, au besoin, s'appuieront de chiffres de mortalité capables d'ébranler les plus incrédules.

Vous savez déjà ce qu'il faut penser de pareils moyens de persuasion, et j'aurais peut-être mauvaise grâce à vos yeux d'insister aujourd'hui sur le degré de confiance qu'il faut leur accorder. Du reste, je n'ai repoussé le témoignage de personne; j'ai tenu compte de tous les faits que j'ai pu constater, j'ai invoqué la lumière de tous, et je ne puis trop vous affirmer que nulle part, ni dans ma pratique particulière ni dans celle de mes collègues du sixième arrondissement, je n'ai vu que les gastro-entérites franches exposassent davantage au choléra; j'ai vu, au contraire, toutes les affections gastro-intestinales caractérisées par de la constipation, des diarrhées muqueuse, bilieuse, sanguinolente, avec ténesme et autres symptômes inflammatoires, exclure pour ainsi dire cette maladie.

Il est bien vrai que le choléra est très-fréquemment, presque constamment précédé de diarrhée *blanche*; mais est-ce bien là un caractère de gastro-entérite proprement dite? Non, sans doute, pas plus que la diarrhée qui succède à la peur, à une impression morale vive, à une syncope, n'est une gastro-entérite.

On vous a aussi opposé, comme moyen de dia-
gnostic, de grands succès obtenus dans ce cas
par la méthode antiphlogistique; mais, outre les
erreurs de chiffres que vous avez à rectifier, il
faut savoir que les affections abdominales dites
cholérines, que l'on appelle si gratuitement des
gastro-entérites, guérissent très-bien sans le secours des émissions sanguines, et même malgré
les émissions sanguines, à l'aide de bains chauds,
de lavemens froids, astringens, amylacés, opiacés;
de cataplasmes très-chauds légèrement sinapisés
sur l'abdomen; de boissons sudorifiques, de la
diète, etc.; que ce traitement, d'après les rapports
des bureaux de secours du sixième arrondissement, les guérit à peu près toutes, ce qui fait plus
d'un quarantième dont on vous a fait valoir le
chiffre en faveur de la méthode antiphlogistique
adoptée dans un des services du Val-de-Grâce.
Je pourrais aussi vous donner des chiffres à l'appui de ce que j'avance, mais je sais que vous n'en
exigez pas tant de moi.

Vous voyez donc que les résultats thérapeutiques mêmes sont loin de fournir des argumens
favorables à la théorie de l'inflammation.

Quant aux *nécroscopies* dont on invoque sans
cesse le témoignage comme raison péremptoire
et irréfragable de la nature de la maladie, elles
ont donné des résultats si variables, si incer-

tains et si souvent nuls, qu'il n'est guère permis
d'en tirer des inductions pathogéniques ni des
règles de traitement ; il n'est peut-être pas un
seul organe, pas un seul tissu organique, depuis les surfaces tégumentaires jusqu'au système
osseux, où l'on ait pu signaler quelque lésion
apparente, ou du moins quelque coloration acciden-
telle. C'est vous dire combien cette richesse même
de faits anatomiques a peu de valeur. Outre que
ces colorations accidentelles ne sont ni constantes
ni uniformes, elles n'ont jamais, primitivement
du moins, le caractère inflammatoire, pas plus que
les phénomènes cadavériques des asphyxiés, des
noyés, des pendus, etc., et sont plutôt un effet
consécutif ou secondaire du choléra, qu'elles n'en
constituent la cause immédiate et nécessaire. Et
pour ne prendre que les faits qui frappent le plus
directement nos sens pendant la maladie, il est
bien certain que cette rougeur plus ou moins livide des yeux, des pommettes, du nez, des oreilles,
des extrémités, qui a lieu dans la période algide,
n'est pas inflammatoire. Il est également certain
que les colorations morbilliformes, pétéchiales, les
macules, les *sudamina* observés chez beaucoup de
malades, ne sont pas des inflammations. Or, je ne
vois pas de raison de croire que les phénomènes
que l'on retrouve avec les mêmes nuances dans la
profondeur des organes , puissent davantage être

assimilés à l'état inflammatoire. Dans toutes les ouvertures dont j'ai été témoin, j'ai bien vu tantôt des colorations diverses des membranes muqueuses, digestive, pulmonaire; tantôt des rougeurs dans les membranes séreuses du crâne, de la poitrine, de l'abdomen; tantôt des stases sanguines ou de l'engouement dans le poumon, le foie, le rein, la rate, etc. Mais, dans aucun cas, je n'ai trouvé de lésions capables d'expliquer ni les symptômes observés pendant la vie, ni les causes de la mort de ceux qui succombent à la maladie. Il est vrai que je n'ai pas été à même de faire autant de recherches cadavériques que beaucoup de médecins des hôpitaux, et que, sous ce rapport, je ne puis espérer de faire prévaloir mon opinion; mais après tout, si l'anatomie pathologique a dû intervenir dans la détermination du siége et de la nature de la maladie, il faut pourtant aussi tenir compte de l'observation clinique, c'est-à-dire des phénomènes physiologiques ou de l'état actuel des organes pendant la vie; et c'est peut-être ici, comme dans tout autre cas, le premier et le plus sûr guide du praticien ; or, je n'ai rien vu, absolument rien, que l'on puisse rattacher à une inflammation réelle, rien qui puisse justifier la médication antiphlogistique, ni dans les prodrômes ni dans la première période de la maladie. *Non, le choléra n'est pas une gastro-entérite.*

J'ignore encore jusqu'à quel point est fondée l'opinion de ceux qui regardent la maladie comme l'effet de la soustraction ou de l'accumulation du fluide électrique dans les centres nerveux ; mais ce qui me paraît incontestable, c'est que *le système nerveux abdominal est primitivement et spéciale-ment affecté*, soit par une sorte d'intoxication inconnue dans sa nature, soit par une véritable sidération ou stupéfaction, qui frappe directement l'appareil ganglionaire d'abord, ensuite l'appareil cérébro-spinal, puis toutes les fonctions qui leur sont subordonnées.

Il n'y a donc aucun moyen d'attaquer la maladie dans son principe, ni de saisir les lois d'après lesquelles les phénomènes qui la constituent se succèdent et s'enchaînent. Nous ne pouvons que combattre ses effets généraux, les lésions qu'elle entraîne dans la presque universalité des systèmes organiques ; en d'autres termes, il faut nous résoudre à faire une médecine symptomatique, une médecine rationnelle, j'allais dire une médecine de bon sens ; et il est vrai de dire que les résultats de cette pratique ont eu généralement plus de succès à Paris qu'ailleurs, de l'aveu même de celui qui n'a sans doute pas trouvé d'expression plus outrageante pour les médecins auxquels elle s'adresse, que celle de pratique *à bascule*.

Et moi aussi, je suis du nombre de ceux qui

ne croient pas que toute la médecine est dans la doctrine dite physiologique, ni que, sans le secours des sangsues, il n'y a de salut pour aucun cholérique. Je ne les ai pas rejetées absolument de ma pratique, mais je me suis servi de ma raison avant de les conseiller automatiquement, outre mesure, et sur la seule parole du maître. Je n'ai pas plus imité ceux qui, abjurant toute espèce de raison, emploient aveuglément et sans réflexion tous les traitemens que la routine, l'empirisme, l'ignorance et le charlatanisme ont imaginés contre cette maladie, depuis qu'elle répand en Europe la désolation et la mort; comme si ce n'était pas assez de ses effets meurtriers sans y ajouter ceux d'une médecine non moins meurtrière! Il faut avoir vu de près le traitement de certains médecins pour se faire une idée de l'anarchie qui existe surtout dans la pratique des hôpitaux : ici le fer et le feu employés jusqu'à l'ignition du malade! là des nappes d'eau froide répandues sur un corps déjà glacé par une mort imminente! l'un s'évertuant à faire pénétrer dans l'estomac qui les repousse le punch, l'eau-de-vie camphrée, l'alcool pur, le vin de Madère et autres substances non moins incendiaires! l'autre essayant en vain d'ingurgiter au malade qui ne peut les avaler, des poudres inertes de charbon, de magnésie et autres! celui-ci prescrivant les émétiques, les purgatifs! celui-là les mercuriaux, l'acide hydrophtorique et autres poisons de ce genre! voilà ce qui s'offre à l'observateur avide de connaître les effets des principaux traitemens, et de recueillir l'expérience des grands praticiens de la capitale.

J'aurais trop à faire s'il me fallait passer en revue tout les traitemens employés jusqu'à ce jour à la ville et dans les hôpitaux; mais puisque vous me demandez ce que je pense sur chacun d'eux, et particulièrement sur ceux qui font autorité, voici en peu de mots ma profession de foi :

Regardez comme à peu près inutiles presque toutes les précautions indiquées dans *l'Instruction populaire*, tels que l'usage des chlorures dans les lieux exempts d'infection et de putréfaction, la proscription des viandes salées, épicées, des légumes farineux, herbacés, de la salade, des fruits, de la bière, etc.;

Traduisez tous les préceptes d'hygiène qui y sont exprimés par ces seuls mots *sobriété et propreté;*

Ne prenez pas plus à la lettre les remèdes qu'elle vous indique si vous ne voulez vous exposer à des erreurs de traitement;

Rayez-en surtout la liqueur ammoniacale, anisée et camphrée, voire même le liniment hongrois, véritable macédoine de médicamens tout-à-fait incohérens, qui n'aurait dû avoir d'autre effet que d'attester l'ignorance de ceux qui nous l'ont transmis;

Ne comptez pas trop non plus sur les frictions, ni même sur les fumigations, qui sont toujours incertaines, difficiles, et souvent impraticables;

Défiez-vous des préparations opiacées à haute dose, en ce qu'elles peuvent ajouter les effets du narcotisme au coma, qui est une des terminaisons les plus constantes et les plus fâcheuses de la maladie;

Rappelez-vous que les préparations de plomb, tant prônées par la renommée ou l'adulation, n'ont eu d'autre résultat que de prouver le danger des médications fondées sur des théories hasardées;

Soyez également plus réservé qu'on ne l'a été généralement à Paris sur l'emploi intérieur des toniques et des spiritueux, même dans la période algide, dans la crainte de brûler ce qui reste de vie; car c'est un peu le cas des individus congelés, que l'on peut tuer par ce moyen en déterminant au dedans comme au dehors une réaction mortelle;

Surveillez autant que possible les organes principaux, afin de prévenir les effets de cette réaction;

Ne vous laissez pas surprendre par une rémission trompeuse qui peut succéder à la période de réaction. Trop souvent le danger est près de l'espoir et la mort près de la convalescence;

Ecoutez souvent l'instinct des malades qui appètent et savourent avec délices les liquides froids, glacés, et repoussent au contraire les boissons chaudes ;

Ne perdez pas de vue les convalescens, craignez les rechutes jusqu'à ce que la santé soit parfaite ou que l'épidémie soit à sa fin ;

Gardez-vous de croire avec beaucoup de médecins qu'il ne puisse exister, pendant le cours de l'épidémie, d'autre maladie que des affections cholériques, et qu'il faille opposer à tous les cas des remèdes anti-cholériques ;

Conseillez l'usage des vêtemens de laine sur tout le corps ;

Souffrez même les sachets et les épithèmes chez ceux dont vous avez besoin de rassurer l'imagination ;

Mais dissuadez de l'abus des excitans en alimens et en boissons, ainsi que de remèdes universels, dits préventifs, prônés et accueillis dans les journaux, sous le patronage de certaines réputations.

— Je n'ai nommé personne, mais je crois avoir émis tous les faits qui peuvent vous intéresser sur le sujet de ma lettre. Que si vous tenez maintenant à connaître les principales règles de ma pratique particulière, je les résumerai dans ce qui suit :

A. Lorsque l'épidémie se borne à produire l'affection abdominable dite *cholérine*, c'est-à-dire la *diarrhée blanche*, accompagnée de légères coliques, de borborygmes, d'affaiblissement musculaire et d'anomalies nerveuses, je conseille :

1° De prendre un bain tiède, après lequel on se met dans un *lit très-chaud;*

2° D'envelopper ensuite le bas-ventre d'un large *cataplasme* de farine de graine de lin, également *très-chaud;*

3° De faire usage, toutes les deux heures, d'un *lavement froid*, fait avec une décoction de têtes de pavot, à laquelle on ajoute quantité suffisante d'une dissolution d'amidon;

4° De prendre pour boisson, et *très-chaude*, une infusion théiforme de fleurs de camomille et d'oranger sucrée;

5° De favoriser la sueur, de garder le lit, et d'observer la diète jusqu'à ce que les accidens aient complètement disparu.

B. Soit que la cholérine dégénère en vrai *choléra*, soit que celui-ci survienne sans prodrômes et d'*emblée* (vomissemens, diarrhée, crampes, refroidissement, suppression des urines, altération des traits de la face, de la peau; etc.), les moyens que j'ai toujours employés avec le plus de

confiance et avec le plus de succès sont les sui-
vans :

1° Mettre le malade dans un *bain très-chaud*
(40 degrés) avec addition de quatre livres de sel
commun ;

2° L'envelopper ensuite dans une couverture de
laine, après l'avoir essuyé et frictionné à sec avec
des flanelles bien chaudes ;

3° Entourer les membres de sinapismes ou de
laine trempée dans l'eau distillée de moutarde ou
dans du vinaigre camphré ;

4° Donner, par cuillerée à café, tous les quarts
d'heure, avec addition d'un morceau de glace, la
potion suivante :

Eau distillée de camomille,
———— de tilleul, } ãã ʒ jj,

———— de fleur d'oranger,
Sirop thébaïque,
—— d'éther, } ãã ʒ ß ;

5° Donner toutes les deux heures un *lavement
glacé* et composé de :

Décoction très–chargée de têtes de pavot, ʒ v,
Extrait de rathania, ʒ j,
Sulfate de quinine, gr. vj,
Éther sulfurique, gouttes, x,

Lorsque la chaleur et la transpiration ont succédé à l'état algide, et qu'il se manifeste sur un organe quelconque des symptômes de congestion ou d'inflammation ;

6° Avoir recours aux saignées générales, ou appliquer au voisinage des organes spécialement affectés, et comme moyen de révulsion et de dégorgement immédiat, des sangsues ou des ventouses scarifiées en nombre suffisant, suivant les indications, la gravité des accidens, la force et la constitution du sujet ;

7° Continuer avec persévérance les révulsifs sur les extrémités, ainsi que les boissons acidulées, telles que l'eau de Spa, de Seltz, le sirop d'oranges ou de groseilles étendus dans l'eau de chiendent, d'orge, de gomme arabique, etc., etc.

Lorsque la rémission est prononcée et vient fortifier les espérances que l'on a pu concevoir du retour de la chaleur et de la transpiration ;

8° Continuer le lavement anti-périodique (5°) pendant plusieurs jours, à doses décroissantes.

Je n'ai pas besoin de vous dire que ce traitement dont on ne peut préciser ni l'opportunité ni l'application dans les différentes périodes de la maladie, peut souffrir beaucoup de modifications en raison d'une foule de circonstances individuelles, et qu'ici, comme dans tout autre maladie, il n'y a réellement pas de remèdes proprement dits, mais seulement des méthodes curatives.

Vale !

Paris, le 4 mai 1832.

www.ingramcontent.com/pod-product-compliance
Ingram Content Group UK Ltd.
Pitfield, Milton Keynes, MK11 3LW, UK
UKHW020132080726
13614UKWH00005B/2193